Bonjour Réveil !

Comment Devenir Une Personne Qui Se Lève Tôt – Et Qui Aime Ça !

Stephan Humbert

Table des matières

Introduction

"L'avenir est à ceux qui se lèvent tôt, surtout le matin."
Anonyme

A quoi est dû le fait que certaines personnes réussissent mieux que d'autres ? A plein de choses, ok. Le talent, l'opiniâtreté, la passion, parfois l'argent ou les réseaux. Mais le point commun de beaucoup de ces personnes, et ceci est rarement mentionné, est le fait qu'elles se lèvent tôt. Ce n'est plus un secret pour personne : se lever aux aurores procure de multiples bénéfices. Les livres à ce sujet se multiplient et on trouve sur le net de nombreux trucs et astuces pour y parvenir. Hélas, malgré les bons conseils qu'on peut y trouver, ils ont tendance à se répéter et il n'est pas évident de dégager ce qui est vraiment utile au milieu de cette foison d'informations.

On vous dira par exemple de vous focaliser sur quelque chose de stimulant et de motivant pour vous, ce qui fonctionnera... quelques temps. Bien souvent, une fois la motivation initiale retombée, les vieilles habitudes refont surface et vous retournez à votre fonctionnement initial, fait de grasse matinée et où rien de nouveau ne peut se produire.

Mais il est possible de mettre au jour une approche précise, un plan étape par étape pour parvenir à installer durablement cette saine habitude sans retomber dans vos vieux travers. C'est du moins ce que je crois et c'est pour cette raison que j'ai décidé d'écrire ce livre. Cette méthode a fonctionné pour moi et pour beaucoup d'autres personnes et je veux croire qu'il en sera de même pour vous.

Je pars du principe que si vous lisez ce livre, c'est que vous êtes déjà motivé pour faire votre cette habitude. J'ignore ce qui vous a conduit à vouloir l'adopter mais ce n'est pas le plus important. Quelle que soit votre but, vous lever tôt, en tout cas plus tôt, ne peut que vous rapprocher du succès et du mieux-être. Peut-être souhaitez-vous être plus productif dans votre travail, avoir une meilleure santé ou simplement avoir le temps de vous adonner à cette activité qui vous passionne et que vous n'avez pas le temps – du moins le pensez-vous – de caler dans votre emploi du temps déjà bien chargé. Quelle qu'en soit la raison, vous trouverez dans ce livre de quoi atteindre votre but.

Mon parcours – et pourquoi je peux vous aider

Depuis l'enfance déjà et durant toutes mes années d'études, je me suis battu avec mon réveil. Les week-end et lors des vacances scolaires, je m'autorisais de copieuses grasses matinées. Je faisais preuve d'une indulgence coupable à mon égard, un peu comme ces personnes qui savent qu'elles devraient s'astreindre à un régime mais n'y parviennent pas. Cela ne s'arrangea pas quand vint l'age d'intégrer le monde du travail. A une époque, je détestais même tellement le réveil matin que j'étais incapable d'arriver à l'heure au boulot. Dans le meilleur des cas, j'arrivais juste « pile-poil ». Même en m'astreignant à me coucher très tôt, je n'arrivais pas à me lever. C'est comme si au matin toute mes bonnes résolutions de la veille avaient subitement disparu.

Certaines personnes n'ont pas ce problème et parviennent à se lever quand elles sont censées le faire. Peut-être est-ce votre cas et recherchez-vous dans ce livre uniquement des conseils pour parvenir à vous lever encore plus tôt. C'est parfait. Mais si vous pensez être un cas désespéré, je peux vous certifier que vous aussi pourrez y parvenir. Je peux l'affirmer car c'était mon cas.

Ainsi, plus le temps passait, plus j'éprouvais le désir et même le besoin de me lever tôt, ou au moins plus tôt. En plus du fait de me sentir coupable de tant dormir, je sentais que ma vie stagnait et je n'arrivais pas à me libérer des contraintes de la journée. Les activités et les rendez-vous s'enchaînaient tout au long du jour et je ne voyais pas comment caler une plage de temps pour ce que je voulais vraiment. J'en arrivais donc à la conclusion que la seule solution devait être de me lever plus tôt − à mon grand effroi ! -car les heures de sommeil ne sont pas spécialement productives, n'est-ce pas ?

Toutefois, je ne savais pas du tout comment m'y prendre pour y parvenir sans me laisser rattraper par mes vieux démons qui me susurraient à l'oreille : « Allons, qu'est-ce que tu en as à faire ? Reste un peu au lit ! Tu commenceras demain ! » Je pensais au fond de moi que c'était impossible mais je ne voulais pas renoncer sans explorer toutes les pistes possibles. Je me mis donc à chercher sur divers sites et blogs, et à lire divers ouvrages pour trouver les conseils dont j'avais besoin pour m'imposer ce que je considérais comme une contrainte. Toutefois, à part quelques conseils bateaux, je ne trouvais rien de suffisamment concret pour maintenir cette discipline de vie.

La première raison pour laquelle je peux vous aider est donc le fait que j'ai moi-même tenté plusieurs méthodes pour me lever tôt − et que j'ai souvent échoué !

Puis un beau jour, un déclic a eu lieu en moi. J'ai enfin trouvé le moyen de me lever au petit matin, frais, dispo et de bonne humeur ! Les personnes qui me connaissent bien n'en revenaient pas. Certaines n'auraient jamais pensé ne serait-ce que partager un petit-déjeuner avec moi − difficile quand on se lève à l'heure du repas. Bien entendu, ces personnes ont commencé à se poser des questions, et à me les poser directement. Au fil du temps, et parce que les conseils que je prodiguais marchaient pour beaucoup de gens, l'idée germa en moi de coucher tout cela sur le papier et le résultat est le livre que vous lisez en ce moment.

La seconde raison pour laquelle je peux vous aider est donc que j'ai cherché – et trouvé – le moyen de me lever tôt, facilement, avec entrain et même avec joie !

Je veux vous offrir ce que j'ai appris au long de mon parcours et qui a fonctionné pour moi. Mon but est que vous aussi, vous puissiez avoir ce déclic qui changera votre vie pour le meilleur. Ce livre est tiré de mon expérience personnelle et a été enrichi au fil du temps des témoignages que j'ai reçu de nombreuses personnes. J'ai ainsi pu intégrer ces retours dans la méthode afin qu'elle convienne au plus grand nombre. Je sais que ce sera le cas pour vous et que vous ne le regretterez pas. En fait, vous vous demanderez bientôt pourquoi vous n'avez pas commencé plus tôt !

À propos de la méthode

Tout d'abord, je voudrais préciser ici que ce livre est destiné non seulement à celles et ceux d'entre vous qui souhaitent disposer d'une méthode simple pour se lever tôt mais également à toutes les personnes qui ont tout simplement du mal à se lever tout court.

Maintenant, qu'allez-vous apprendre dans ce livre ? Je ne vais pas me contenter dans cet ouvrage de vous résumer ce que vous pouvez facilement trouver ici et là par vous-même. Vous n'avez pas besoin de moi pour savoir qu'en vous couchant plus tôt vous aurez plus de facilités à vous lever, ni qu'il est important de dormir suffisamment pour être en bonne santé. Ce genre d'informations, vous pouvez les trouver gratuitement sur le net et ce livre ne vaudrait même pas son modeste prix si je n'avais que ça à vous dire. De plus, si vous aviez seulement besoin de ce genre de conseils pour vous lever plus tôt, vous n'auriez plus besoin de lire d'ouvrages sur le sujet. Ainsi que je l'ai dit, de nombreuses personnes font l'effort de se coucher plus tôt mais continuent à avoir des difficultés à se lever le matin.

Vous ne trouverez pas ici non plus de trucs et astuces qui n'en sont pas. Oui, savoir gérer ses pensées est bon, cultiver des sentiments positifs aussi, une bonne hygiène de vie vous aidera, etc. Mais tout cela, vous le savez déjà. Si vous avez besoin de vous le remémorer, consultez je vous prie la multitude de sites reprenant ces lieux communs, je ne voudrais pas abuser de votre temps en faisant des copier/coller de tout cela.

Mais j'ai beaucoup mieux à vous proposer. Fondamentalement, ce que je veux vous dire est ceci :

Se lever tôt est réellement merveilleux !

C'est tout ? Non, rassurez-vous. Je vais partager avec vous la méthode que j'ai employé pour passer du statut d'une personne détestant se lever (quelle que soit l'heure) à une personne qui aime profondément se lever tôt. Aujourd'hui, j'attends avec impatience chaque nouvelle journée et je sais que jamais je ne pourrai revenir en arrière.

Mon but est donc de changer votre vision des choses. Ce que vous prenez pour une corvée est en réalité une source de joie profonde. Une fois que vous avez la bonne approche, le reste suit sans effort. Bientôt, simplement en suivant les conseils prodigués tout au long de ce livre, vous aussi aimerez vous lever tôt. Vous aurez le sentiment d'avoir des journées riches et bien remplies. Vous vous sentirez bien et plus reposés, même si cela vous semble aujourd'hui illogique. Vous serez fiers de vous et aurez plus de temps à consacrer à ce qui est important pour vous.

En fait, ce réveil aux premiers frissons du matin deviendra une partie intégrante de votre vie dont vous ne pourrez plus vous passer. Rien ne pourra vous en détourner. Votre ancien moi, celui qui aimait traîner au lit la moitié de la journée ne sera plus qu'un mauvais souvenir.

Si vous êtes prêts à effectuer quelques efforts initiaux, quelques ajustements dans votre mode de pensée et de fonctionnement, vous atteindrez facilement et rapidement votre but. Mais vous avez à enclencher le processus et cela exigera un minimum d'actions de votre part. On n'a rien sans rien dans la vie et personne ne pourra faire ce travail à votre place. Mais rappelez-vous que ce n'est finalement pas bien compliqué et que si j'ai pu le faire, vous le pouvez aussi.

Si vous faites ces efforts, je peux vous assurer en retour qu'en suivant la méthode simple que je vous offre vous vous lèverez plus tôt, voire très tôt, facilement, sans fatigue et d'ici peu de temps. De plus, je peux vous garantir que vous aimerez ça et que cela deviendra votre nouveau mode de fonctionnement, de façon définitive. Voilà ma promesse. Êtes-vous prêt à faire votre part ?

La méthode que m'apprête à partager avec vous est celle que j'ai employé, agrémentée de nouveautés que j'ai découvert en chemin. Certains des outils que je mentionnerai plus loin, telles les applications pour smartphones, n'existaient pas à l'époque où je suis devenu un « lève-tôt », ou je ne les connaissais pas. J'ai moi-même créé certains de ces outils et je les partage aujourd'hui avec vous.

Je vous indiquerai ce qui a marché pour moi, mais gardez à l'esprit que le plus important est que vous trouviez et que vous vous focalisiez sur ce qui fonctionnera pour vous. Nous sommes tous différents et j'ai eu à cœur de présenter plusieurs approches afin que chacun d'entre vous puisse piocher et trouver ce qui lui correspond le mieux, en mettant ce qui ne lui parle pas de côté. Ne vous sentez pas obligé de tout utiliser. Testez puis choisissez, en ne gardant que ce qui vous convient.

La méthode

Comme nous l'avons évoqué, se lever tôt le matin comporte de nombreux bénéfices : une meilleure santé, une amélioration de la créativité et de la productivité, une meilleure gestion des humeurs qui pousse à l'optimisme et de nombreux autres.

Mais il existe quelque chose de plus important encore et qui va bien au-delà de tous ces avantages. Réfléchissez à ceci : votre journée est bien souvent totalement encadrée, minutée, chronométrée :

- 8h15 : emmener Julien à l'école
- 9h-18h : travail avec une pause repas de 12h30 à 13h30
- 18h15 : passer au pressing avant de récupérer Julien
- etc.

Puis la soirée passe et vous n'avez pas réussi à vous dégager une seule minute à vous, pour faire ce que vous aimeriez. D'ailleurs, vous n'avez même pas le temps d'y réfléchir. En d'autres termes, vous n'avez pas le contrôle sur votre vie, en tout cas l'enchaînement des événements vous rend dépendant et limite votre marge de manœuvre. Par contrecoup, **vous lever tôt revient à reprendre le contrôle sur votre vie.** Ce petit acte en apparence insignifiant peut en réalité engendrer des conséquences énormes en vous redonnant un sentiment de fierté et de maîtrise. En se levant ne serait-ce que quelques instants plus tôt, certaines personnes disent ressentir cela pour la première fois de leur vie.

C'est ce que j'ai très vite ressenti moi-même et c'est la raison pour laquelle j'ai voulu que cette habitude, car c'en est une, fasse partie intégrante de ma vie. J'ai réalisé que ce je gagnais valais mille fois ce que je croyais devoir sacrifier.

Mettre en place de bonnes habitudes

Avant d'aborder la méthode elle-même, il est légitime de nous poser la question : pourquoi est-il si difficile pour beaucoup de personnes de se lever tôt ? Même une fois levé, certains mettent un temps très long à émerger et à être opérationnel.

Tout d'abord, soyez conscient qu'il peut s'agir parfois de problèmes de santé, notamment de carences comme dans le cas de l'anémie. Si vous avez des problèmes de diabète ou de thyroïde, ou si vous faites de l'apnée du sommeil, cela peut également jouer. Je ne développerai pas dans cet ouvrage ces cas particuliers qui relèvent d'un domaine bien spécifique. Je pars du principe que vous êtes en capacité de vous lever si vous le décidez ou qu'il le faut, que vous êtes physiquement apte à le faire. Si vous avez un doute, demandez à faire une prise de sang. Si vous avez une déficience, votre médecin pourra vous aider.

Si vous faites quelques recherches sur le net, vous trouverez une multitude de blogs de personnes vous relatant leurs difficultés à se lever ou leur routine matinale mais très peu vous expliqueront *pourquoi* c'est si difficile. Alors, pourquoi est-ce parfois si difficile de se lever le matin ? C'est principalement **une question d'habitude**.

Les habitudes sont formées par le cerveau à travers un processus neurologique. Notre cerveau **réagit** à certains **signaux**, nous poussant à **agir** de telle ou telle façon en fonction de la **récompense** estimée. Si celle-ci arrive, cela valide et renforce les actions associées et petit à petit l'habitude se forme.

Si par exemple vous avez l'habitude, lorsque votre réveil sonne, d'utiliser la fonction « snooze » qui vous permet de remettre à plus tard le moment fatidique du lever, vous aurez tendance à l'utiliser en toutes circonstances, que vous ayez dormi seulement 4 heures ou 12 heures, que vous ayez un rendez-vous important ou non. Cela signifie que votre cerveau a associé la sonnerie du réveil à la touche « snooze » et celle-ci à une récompense, le fait de grappiller quelques précieux instants de sommeil supplémentaires – fait par ailleurs hautement discutable. J'ai moi-même usé et abusé de cette fonction, sachant très bien que ces fameuses « 10 petites minutes » supplémentaires pouvaient facilement se transformer en 2 heures.

Il en est de même pour les routines matinales. Pour ma part, autant je devais batailler pour réussir à me lever, autant une fois debout, mon enchaînement était rôdé : douche, habillage, petit déjeuner et départ me prenaient entre 30 et 40 minutes, quoi qu'il arrive et quel que soit mon état de forme.

Le fait d'arriver juste à l'heure, ou même systématiquement en retard, au travail ou à un rendez-vous est aussi une habitude. Votre cerveau sait et calcule inconsciemment les délais qu'il vous faudra pour quitter votre maison à telle heure ou arriver à telle heure à votre rendez-vous et calera juste le temps qu'il faut. Il va sans dire qu'avec ce mode de fonctionnement, le moindre imprévu vous mettra en retard.

Ainsi, nous nous sommes nous-même conditionnés à ne pas pouvoir nous lever le matin et aimer ça. C'est une habitude que nous avons nous-même formé. Notre système d'action-récompense a choisi la solution « snooze », trouvant une plus grande gratification dans le fait de ne pas nous lever que de le faire. Peu de gens arrivent à voir où peut se situer la récompense dans le fait de se lever plus tôt.

C'était mon cas jusqu'à ce que je prenne conscience que j'avais le choix : je pouvais entraîner mon cerveau et former une nouvelle habitude, jusqu'à ce que j'éprouve un sentiment de gratification dans le fait de me lever tôt. Je voulais disposer de plus de temps pour moi le matin, pouvoir faire de l'exercice, prendre mon temps, planifier ma journée plutôt que d'enchaîner ma routine à toute vitesse pour ne pas être en retard. Je savais que si j'y parvenais, j'aurais une récompense bien plus grande que le fait de me battre avec mon réveil.

Ayant pris conscience de système action-récompense, je décidais de le tester durant un mois, juste pour voir ce qu'il se passerait. Voici ce que je fis : sitôt que l'alarme de mon réveil se déclenchait et quelle que soit l'heure, je me levais pour prendre une gorgée d'eau citronnée (j'adore ça). Parfois, je décidais tout de même de me recoucher et parfois je profitais du fait d'être debout pour le rester. Quoi que je décide, j'avais eu ma récompense. En quelque sorte, je troquais une récompense pour une autre. Je découvris au cours de ce mois qu'il m'était de plus en plus facile de me lever et de ne pas me recoucher, et que j'étais de meilleur humeur à ce sujet.

Si cette simple petite habitude avait pu amorcer un changement en moi et dans mon mode de vie, peut-être qu'il était possible d'en faire plus encore. C'est la base de la méthode que j'ai mise au point et que nous allons voir à présent, étape par étape. Elle consiste, vous l'avez compris, en la mise en place de nouvelles habitudes et donne des résultats étonnants.

Préambule à la méthode

Gardez à l'esprit que pour qu'une habitude en devienne réellement une, il faut qu'elle soit automatique. Par conséquent, quand vous mettez en place une habitude, quelle qu'elle soit, considérez le rituel associé comme quasi-sacré. Ne dérogez pas car la répétition est la clé du succès.

Assurez-vous de maîtriser une étape avant de passer à l'étape suivante. Une nouvelle habitude demande un peu de temps pour être établie. Soyez patient et confiant.

Étape 1 : la routine du lever

Nous avons vu précédemment qu'une habitude consiste en une **action** (ou une réaction) à un **signal** (un élément déclencheur) en fonction d'une **récompense** (concrète ou perçue). Transposons cela au fait de se lever le matin.

- Le **signal** est l'alarme du réveil se déclenchant.
- L'**action** consiste à couper l'alarme.
- La **récompense** est à établir par vous-même mais pour moi c'était : boire une gorgée d'eau citronnée. Ceci dit, j'insiste sur le fait que c'est ce que j'ai fait pour moi car cela correspond à mes goûts mais bien entendu, vous devez adapter la récompense à ce que vous aimez : manger un bon ou un carreau de chocolat, boire un verre de jus d'ananas bien frais, vous lavez les dents, vous étirer devant la fenêtre, etc. Faites preuve d'imagination. Vous pouvez changer la récompense à n'importe quel moment, l'important étant qu'il y en ait toujours une.

Sachez par ailleurs qu'il existe de nos jours de nombreuses **apps** (applications pour smartphones) pour vous aider. Je n'en citerai pas car tout change très vite dans ce domaine mais vous les trouverez très facilement sur les magasins App Store et Google Play. Pourquoi les utiliser ? Voici au moins trois raisons :

- Elles vous procurent toutes sortes d'informations très intéressantes sur votre sommeil et ce qui peut l'affecter.
- Elles détectent vos habitudes et vous renseignent sur les moments de la nuit, les cycles, où vous dormez le mieux.

- Elles vous indiquent le moment optimal pour vous
  lever en fonction de votre activité cérébrale, qu'elles
  mesurent tandis que vous dormez.

Certaines vous permettent d'enregistrer vos progrès, de
partager vos résultats, etc. N'hésitez pas à les utiliser car ce
sont de formidables outils. J'aurais gagné beaucoup de
temps à l'époque avec de tels outils !

Étape 2 : la routine de 20 minutes

Si vous voulez changer votre vie et obtenir de grandes choses, il vous faut agir en conséquence et mettre en place des routines qui vous aident en ce sens. Vous lever tôt en fait partie mais il est possible de faire mieux encore. Tous les gens qui réussissent dans ce monde ont su établir des routines qui les guident tout au long de la journée, qu'il s'agisse de sportifs, de pilotes de chasse ou de chefs de grandes entreprises.

Au cours d'une journée, vous êtes confronté à des événements et des situations que vous n'aviez pas prévu. Si votre agenda est trop serré, le moindre grain de sable viendra le perturber et vous ne pourrez que constater, le soir venu, que vous n'avez toujours pas été courir comme vous l'aviez souhaité, que ces cinq petites minutes de méditation sont encore passées à la trappe et que ce débarras que vous vous étiez promis d'aménager est toujours en désordre.

Ceci est davantage un problème d'organisation que de volonté. Le pouvoir de celle-ci, quoi qu'en disent certains auteurs, est limité et circonscrit à sa sphère. La volonté est certes utile pour mettre en place certaines habitudes et en éliminer d'autres, pour se tenir à ce qui a été décidé et planifié, pour tout ce sur quoi nous avons prise, mais elle n'a que peu d'impact sur les impondérables de la vie, sur l'attitude des autres, sur les accidents de la vie, bref, sur tout ce qui ne nous concerne pas directement. De plus, il semblerait que notre « stock » de volonté soit limité et que nous l'épuisions tout au long de la journée au fil des activités qui en nécessite, indépendamment du type de ces activités. Cela signifie qu'arrivé à la fin de la journée, la plupart des gens constatent qu'ils ne leur reste plus rien en réserve pour les pousser à préparer un repas élaboré, à aller à la salle de sport ou à tondre la pelouse.

Nous avons vu à l'étape précédente comment utiliser le système action-récompense pour vous lever de plus en plus facilement et en faire une habitude agréable. Nous allons voir à présent comment étendre cette méthode afin de vous placer dans un état productif et positif dès le matin.

Il s'agit ici de mettre en place une routine qui suivra immédiatement celle qui vous a permit de vous lever. Même si vous avez trouvé l'étape 1 plutôt facile, il est important de passer à l'étape 2 car c'est elle qui vous permettra de maintenir l'habitude de vous lever tôt et de ne pas revenir en arrière. Vous y prendrez rapidement du plaisir en plus d'en tirer de multiples bénéfices. Et le fait de faire les choses avec plaisir signifie que vous n'utilisez pas votre « capital-volonté » qui, comme nous venons de le voir, est limité et donc que vous pourrez consacrer cette volonté à l'accomplissement d'autres tâches.

Pourquoi 20 minutes et pas 10 minutes ni une demi-heure ? Parce que, d'après mon expérience, c'est la durée optimale pour :

1. accomplir suffisamment de choses pour vous sentir fier de vous et
2. ne pas vous sentir découragé par la durée et en faire plus facilement une routine

Donc, sur le même principe que pour l'étape 1, nous allons utiliser le trio signal / action / récompense :

- Le **signal** est... la récompense de l'étape 1, soit dans mon cas boire une gorgée d'eau citronnée.
- L'**action** consiste à démarrer ma routine de 20 minutes.

- La **récompense** est là encore à établir par vous-même : pour moi il s'agit de m'autoriser à consulter ma messagerie, que ce soit sur mon smartphone, ma tablette ou mon ordinateur.

Maintenant, de quoi est faite cette routine ? Cela dépend de vos objectifs et c'est à vous de l'établir. Pour vous aider, voici la mienne une fois ma gorgée d'eau avalée :

- ouvrir en grand la fenêtre de ma chambre
- 2 à 3 minutes d'étirements
- « débarbouillage » à l'eau fraîche sur le visage et la nuque
- préparation du café
- méditation le temps que le café coule (environ 5 minutes)
- rédaction sur un bloc-note des différentes tâches de la journée en buvant mon café
- brossage des dents et récitations d'affirmations positives devant le miroir durant 2 à 3 minutes

Tout ceci me prend environ 20 minutes mais parfois plus, quand je me sens bien et que j'ai le temps, notamment pour la phase méditation que je peux pousser à 20 ou 30 minutes le week-end, quand j'ai plus de temps et moins de choses à faire dans la journée.

Une fois que j'ai accompli toute ma liste, je prend mon smartphone en main et je le consulte – mais pas avant ! Ne vous abritez pas derrière le prétexte que vous l'auriez entendu sonner ou vibrer. D'ailleurs, je vous suggère de l'éteindre ou de le mettre en mode silencieux du coucher à la fin de votre routine afin de ne pas être perturbé dans votre programme. Même si cela vous semble difficile au début, vous n'allez pas mourir ! D'ailleurs, comment faisait-on autrefois ?

Une fois ma liste terminée, je me sens bien. J'ai une vision claire de ce que je dois ou veux faire dans la journée, dans quel ordre et comment. Je pars confiant et plein d'énergie.

Comme je vous l'ai dit, c'est à vous de décider de quoi sera composée votre routine de 20 minutes. Toutefois, un élément est à mon sens important et devrait faire partie de toute routine qui se respecte, si j'ose dire : la planification de la journée. Cela vous facilitera grandement la suite des choses. Savoir où l'on va et quels sont les éléments importants à ne pas négliger vous permettra de tenir le cap que vous vous serez fixé.

Ne perdez pas de vue toutefois que cette liste est simplement un aide-mémoire. Vous n'êtes pas tenu d'accomplir tout ce qui s'y trouve. Ne devenez pas esclave de cet outil, comme d'aucun autre. Servez-vous en pour avancer, sans stress et en acceptant les perturbations éventuelles.

J'aime rédiger cette liste au stylo bille et je vous conseille de faire de même car :

- cela vous évite d'avoir à allumer un appareil électronique (une bonne excuse pour s'égarer, notamment sur les réseaux sociaux)
- la main et le cerveau sont liés, notamment à l'inconscient. Vous constaterez au fil du temps que vous aurez de plus en plus d'idées et de facilité à planifier votre journée.

L'important est que votre routine vous soit agréable afin que vous puissiez vous y tenir tous les jours sans rechigner à la tâche. Commencez par faire une première liste que vous pourrez ajuster au fil du temps. Soyez concis et essayez de ne pas vous perdre dans les détails.

Si vous craignez de ne pas pouvoir vous astreindre à cette routine toute la semaine, commencez par la mettre en place une seule journée ou deux, puis augmentez progressivement jusqu'à pouvoir l'accomplir tous les jours. Bientôt, vous ne pourrez plus vous en passer.

Étape 3 : la routine du soir

Pourquoi mettre en place une routine du soir si vous êtes (enfin) capable de vous lever le matin ? Parce qu'elle vous aidera à décrocher de votre journée et vous préparera à bien dormir et ce dernier point est *très* important. Si vous ne dormez pas bien, pas assez ou que votre sommeil est agité ou entrecoupé, vous ne pourrez pas aimez pleinement le fait de vous lever tôt. Tout se tient.

La mise en place de cette routine du soir améliorera grandement la qualité de votre sommeil et vous donnera une forme de discipline qui vous aidera dans tous les domaines. Encore une fois, c'est à vous de la mettre en place mais, à titre d'exemple, je vais vous indiquer ce qui fonctionne pour moi, toujours basé sur le trio signal / action / récompense :

- Le **signal** que j'ai choisi dépend du fait que je choisisse de regarder un film ou non. Si je choisis de le faire, j'attends tout simplement la fin du film. Sinon, j'en profite pour me mettre au lit plus tôt et 22h est une heure qui me convient bien.
- L'**action** consiste à démarrer ma routine du soir.
- La **récompense** est là encore à établir par vous-même : pour moi il s'agit de me mettre au lit avec quelques magazines et un bon livre.

Voici à présent de quoi est composée ma routine, d'une durée approximative de **30 minutes** :

- avant toutes choses, je place mon smartphone en **mode silencieux**, afin de ne pas être perturbé. La déconnexion de tout appareil électronique est importante et de nombreuses pathologies modernes sont liées au fait que beaucoup sont devenus esclaves d'objets qui étaient au départ destinés à nous servir et à nous faciliter la vie.

- **lavage des dents** et tenue de nuit. Je sais que c'est de plus en plus rare mais j'aime enfiler un pyjama pour la nuit, cela m'aide à « switcher » intérieurement du mode diurne au mode nocturne.
- 5 à 10 minutes d'**étirements** afin de dénouer toutes les tensions accumulées dans le corps au cours de la journée.
- petite **rétrospective** de la journée en essayant de rester neutre. Il s'agit pour moi de regarder le « film » de la journée afin de voir ce que j'ai fait de bien, ce que j'aurais pu faire mieux, ce que je n'aurais pas dû faire ou dire. C'est un exercice formidable pour s'améliorer. L'important est de ne pas vous juger dans le processus si vous choisissez d'essayer. Le simple fait de prendre conscience de vos imperfections vous aident à vous améliorer, c'est étonnant !
- **rédaction** sur un bloc-notes (vous pouvez utiliser le même que celui du matin) des éléments importants du lendemain dont vous voulez être sûr de vous souvenir. Cela vous aidera à vous détendre car votre inconscient saura que vous avez prévu de vous en occuper. Vous approfondirez ces sujets le lendemain matin.
- quelques **respirations** profondes. J'aime personnellement les faire devant ma fenêtre grande ouverte afin d'aérer ma chambre avant la nuit (oui, même en hiver!) mais c'est à vous de voir.

Une fois que j'ai fait tout cela, je me réjouis de me mettre au lit, j'ai l'esprit tranquille et je dévore un bon livre, ou je choisis de picorer différents articles de magazines, suivant mon humeur. Si vous souhaitez faire de même, je vous conseille d'éviter les sujets politiques ou d'actualité trop polémiques car cela risquerait de vous agacer et de créer de nouvelles tensions. Le but est de vous détendre afin de vous préparer à passer une bonne nuit, pas de vous indigner sur le dernier scandale du jour. En règle générale, il me faut entre 15 et 30 minutes pour m'endormir livre en mains, suivant mon état de fatigue.

Établir une matinée-type

Vous avez réussi à mettre en place vos routines matinales et du soir ? Félicitations ! Vous êtes devenu une personne matinale, ou vous êtes en bonne voie. Continuez comme ça ! Normalement, arrivé à ce stade, vous avez déjà pu constater combien vous vous sentez mieux, aussi bien physiquement que psychologiquement et combien vous disposez de plus de temps pour faire ce que vous voulez.

Je suppose que depuis le début de ce livre, et même bien avant de l'acheter, vous aviez des rêves, des projets, des idées sur ce que vous pourriez faire du temps supplémentaire en étant quelqu'un de matinal. Si ce n'est pas le cas, réfléchissez-y. Vous seul avez la réponse à cette question : qu'est-ce que je veux vraiment dans la vie et en quoi ce bonus de temps me permettra-t-il de l'atteindre ?

Mais afin d'être complet, je voudrais vous suggérer ici quelques pistes, basées sur mon expérience personnelle aussi bien que sur les témoignages que j'ai pu recueillir au fil du temps. Voici à quoi ressemble ma matinée-type :

- réveil à 5h et routine du lever
- routine matinale jusqu'à 5h20 environ puis j'enfile ma tenue de sport (variable suivant la saison)
- course à pied jusqu'à 6h15 - 6h30 environ (soit environ une heure) en écoutant soit de la musique, soit un livre audio
- au retour : douche puis petit-déjeuner composé de céréales complètes, de lait végétal et de fruits frais pressés

- il est à peu près 7h : séance d'écriture, ma nouvelle passion (d'où le livre que vous tenez entre les mains) jusqu'à 8h minimum, parfois plus
- à la fin de la séance d'écriture : habillage plus formel et départ pour le bureau, où les horaires variables me permettent d'arriver à l'heure qui me convient le mieux, en général entre 8h30 et 9h

Si vous observez attentivement cette matinée, vous pourrez constater qu'elle est composée de deux facteurs principaux, que l'on retrouve dans la plupart des matinées des personnes se levant tôt : un facteur créatif (ou ludique) et un facteur santé. Ces deux facteurs, que je vais vous présenter en détail à présent, sont importants pour chaque être humain et je vous suggère de tenter de les intégrer tous les deux dans votre matinée-type, sans en omettre un seul.

Le facteur ludique ou créatif

C'est par celui-ci que je veux démarrer car la plupart des personnes motivées pour se lever tôt le sont car elles aimeraient s'adonner à une activité, une passion ou un hobby mais elles manquent de temps pour le faire dans la journée et se sentent frustrées, voire coupables, de ne pas y parvenir.

Nous avons tous des passions, des rêves d'enfant jamais réalisés ou au moins des centres d'intérêts. Ce peut être tout et n'importe quoi, sérieux ou non (c'est encore mieux), conventionnel ou pas. Il n'y a aucune limite. Souvenez-vous que ce temps du matin est le vôtre, il vous appartient totalement. Durant ce temps si chèrement acquis, vous ne devez rien à personne, vous pouvez faire tout ce que bon vous semble sans culpabilité aucune. Alors profitez-en !

Quand elles entendent le mot « créatif », la plupart des personnes pensent à des activités artistiques mais ce ne sont bien sûr pas les seules. Voici quelques idées basées sur les retours que j'ai pu glaner auprès de gens matinaux :

- Pratique d'un instrument de musique : piano, guitare, chant... à condition de disposer d'un voisinage distant ou compréhensif, et de vivre seul !
- Ceux qui ont un jardin aiment parfois profiter des premiers rayons du matin pour s'en occuper, notamment l'été.
- Méditation, visualisation, activité spirituelle.
- Un ami possédant un blog utilise ce temps pour publier de nouveaux articles, répondre aux commentaires ou peaufiner l'habillage de son site.
- Vous pouvez tout simplement marcher muni d'un calepin afin d'essayer de capter dans l'énergie du matin de nouvelles idées créatives pour votre business ou autre.
- Vous aimez le jonglage, la magie, la danse, faire le poirier ou des réussites ? C'est le moment !
- Vous pratiquez une activité pour laquelle un peu d'entraînement supplémentaire n'est jamais un luxe (échecs, arts martiaux, qi-gong, yoga...) ? Allez-y !
- Vous aimez mettre les mains dans le cambouis et restaurer de vieux véhicules ? Parfait (vous n'oublierez pas de repasser par le lavabo!).
- Scrapbooking, généalogie, jeu avec le chien ou le chat, etc...

Vous avez compris le principe. Faites de ce créneau journalier un moment magique pour faire ce que vous aimez. Que ce moment matinal, où la plupart des gens ignorant son potentiel (et que nous plaignons) dorment, soit votre sanctuaire. Qu'il vous procure le bonheur auquel vous avez droit et pour lequel vous avez finalement si peu sacrifié, quelques instants de sommeil seulement.

C'est à travers le facteur ludique et créatif que cet aspect-là ressort le mieux. C'est ce temps que j'utilise pour l'instant à écrire, mais il se pourrait que je choisisse un jour d'en faire autre chose !

Le facteur santé

C'est un autre aspect très important et qui motive beaucoup de personnes. Le matin est en effet le moment idéal pour s'adonner à une saine activité, que ce soit de l'exercice ou de la méditation par exemple. Il se peut que dans le facteur créatif, vous vous adonniez à une activité qui rejoint le facteur santé, qu'il s'agisse de jardinage ou d'une autre activité qui sollicite le corps et l'esprit.

N'oubliez pas d'y adjoindre un petit-déjeuner composé de fruits frais, de céréales complètes et d'une boisson chaude.

—

Voilà. C'est à vous maintenant de décider de ce que sera votre matinée-type, à présent que vous avez réussi à vous procurer du temps en plus et surtout du temps *pour vous*. Explorez tout cela sans limitations aucune, et sentez-vous libre de changer d'activité quand bon vous semble. Vous êtes libre !

Conclusion

Nous voici au terme de cet ouvrage. J'espère qu'il vous aura aider à vous lever plus tôt mais à bien y réfléchir, ce n'est pas le plus important. Ceci n'aurait pas de sens s'il ne s'agissait que d'être plus performant, plus efficace ou plus productif. Il s'agit d'autre chose.

Il s'agit de reprendre le contrôle de votre vie, d'être fier de vous, d'être en mesure de faire ce que votre cœur aspire à faire. Il s'agit d'aligner votre mode de vie à votre être profond. Tout est lié à la façon dont vous percevez les choses.

Pour moi, le fait de ne pas arriver à me lever, de devoir me battre avec mon réveil signifiait que je me considérais comme dépendant de l'agenda que les autres m'imposaient, que j'étais esclave de la société et de ses codes. Mais c'était uniquement un problème de perception. Je n'avais pas compris qu'en réalité, me lever tôt était me rendre service et me permettre d'être le maître de ma vie et de mes choix.

Ce n'était pas avec le réveil que je me battais. C'était avec moi-même. Le seul conflit que j'avais à régler était avec moi-même. En choisissant de me lever à une heure où je n'étais pas obligé de le faire, je repris du même coup le contrôle sur l'ensemble de ma vie.

Aujourd'hui, mon énergie est sans commune mesure avec tout ce que j'ai pu connaître par le passé, alors que je dormais beaucoup plus. J'accueille chaque nouvelle journée avec enthousiasme et j'ai l'impression d'accomplir plus de choses en une journée qu'auparavant en une semaine. En réalité, tout ceci découle d'un changement de perspective.

Ce n'est pas mon corps que j'ai eu à rééduquer mais mon esprit.

Si vous voulez vivre la même chose, et je suppose que vous le voulez puisque vous lisez ce livre, il faut que vous soyez clair avec vous-même à ce sujet. Qu'est-ce que le fait de se lever tôt signifie pour vous ? Est-ce une corvée, un obstacle insurmontable, une obligation ? Dans ce cas, cela risque d'être plus difficile. Mais ce n'est pas impossible pour autant. Vous ne pouvez partir que de là où vous vous trouvez. En utilisant les outils que je vous ai présenté tout au long de ce livre, vous arriverez rapidement à envisager votre réveil matinal comme quelque chose de merveilleux et d'excitant.

C'est tout le bonheur que je vous souhaite.

Remerciements

Avant que nous nous quittions, j'aimerais vous remercier du fond du cœur pour avoir acheté ce livre. Vous m'avez fait confiance parmi une multitude d'ouvrages, c'est un honneur !

Si ce livre vous a plu, s'il vous a été utile d'une quelconque façon, j'aimerais vous demander une faveur : pourriez-vous prendre quelques instants pour laisser un commentaire en ligne ?

Cela aiderait d'autres personnes souhaitant se lever plus tôt et cela m'aiderait et m'encouragerait également à écrire d'autres livres utiles à tous.

Merci !